MÉMOIRE

SUR

LA CLASSIFICATION

DES MÉDICAMENS.

PARIS, IMPRIMERIE DE A. BELIN.

MÉMOIRE

QUI, AU CONCOURS ÉTABLI EN 1819 PAR LA SOCIÉTÉ
DE MÉDECINE DE PARIS,

SUR LA CLASSIFICATION

DES MÉDICAMENS,

A ÉTÉ SEUL JUGÉ DIGNE D'UNE MÉDAILLE D'OR.

Par J. CLÉMENT AUDOUY,

Docteur en médecine de la Faculté de Montpellier, inspecteur
adjoint des eaux minérales de Bagnères de Bigorre ; membre
correspondant de la Société de Médecine de Paris, et du
Cercle médical de la même ville.

Le génie expérimental a encore si peu
présidé aux applications thérapeutiques de
la matière médicale!..

(SCHWILGNÉ.)

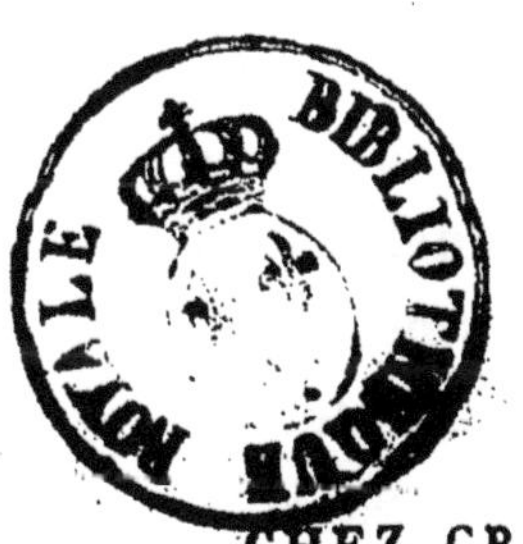

A PARIS,

CHEZ CROULLEBOIS, LIBRAIRE,
Rue des Mathurins-Saint-Jacques, n° 17.

1822.

INTRODUCTION.

Sɪ on éprouve tant de plaisir à suivre dans l'histoire des sciences les progrès successifs qu'elles ont faits jusqu'à nos jours, combien ne doit-on pas s'affliger d'être dans la triste nécessité d'établir une exception à l'égard de la médecine. Il est bien malheureux pour l'humanité, que la portion de nos connaissances qui lui est la plus utile, soit aussi la plus difficile, puisque, de cette même difficulté, dépend la lenteur de sa marche.

Nous ne devons pas craindre de faire ce pénible aveu, parce qu'il ne peut que tourner au profit de l'art de guérir; les bons esprits sauront l'apprécier, et le considérer comme un appel pressant dirigé vers leur zèle et leurs lumières. Aussi, me suis-je empressé, pour ma part, de saisir l'occasion du concours actuel, afin de montrer de combien de ténèbres est encore couverte la pharmacologie, une des branches les plus importantes de la médecine. La Société savante, pour laquelle j'ai écrit, a honoré de ses suffrages la manière dont j'ai traité cet intéressant sujet, comme on le voit par le passage suivant, extrait du rapport de la commission chargée d'examiner mon manuscrit (1).

« Le Mémoire n° 2 paraît d'un mérite si éminent à

---

(1) Ce rapport et ses conclusions ont été adoptés par la Société.

» vos commissaires, il semble approcher si près du
» but, et offrir une solution tellement satisfaisante de
» la question proposée, que, si l'auteur de cet impor-
» tant travail avait donné plus de développement à son
» quatrième chapitre, et présenté déjà quelques essais
» propres à démontrer l'excellence de ses vues théori-
» ques, en un mot, s'il contenait quelques applications
» positives, vos commissaires n'hésiteraient pas à vous
» proposer de lui décerner le prix ; mais des efforts
» tels que ceux qu'il a faits, avec tant de succès, la
» lumière qu'il a répandue sur la question même,
» nous déterminent à vous proposer de lui décerner
» une médaille d'émulation en or. »

Il est évident que cette compagnie distinguée ap-
prouve ma réponse négative à la question proposée,
puisqu'elle s'exprime ainsi sur la partie essentielle de
mon Mémoire, tandis qu'elle se contente de faire une
seule observation sur le dernier chapitre, qui n'est
pas exigé par cette même question, et qui n'est qu'un
complément que j'ai bien voulu donner à mon ouvrage. Elle aurait seulement désiré y trouver de plus
une application de la méthode que je propose à quelques médicamens ; mais, pour un travail aussi long,
il ne faut pas être pressé par l'époque de la clôture
d'un concours ; d'ailleurs, j'avais pensé que, malgré
que l'exemple bien choisi ne dépare jamais le pré-
cepte, ce dernier peut s'en passer quand il est ex-
primé en termes très-clairs, et qu'il ne doit servir
qu'à la simple indication d'une marche que chacun
pourra essayer avant de l'adopter.

MÉMOIRE

Sur la Question proposée par la Société de Médecine de Paris, en ces termes :

Déterminer si, d'après nos connaissances actuelles, on peut établir une classification régulière des médicamens, fondée sur leurs propriétés médicinales.

IL est incontestable que, pour établir, d'après nos connaissances actuelles, une classification régulière des médicamens, fondée sur leurs propriétés médicinales, il faut que ces mêmes propriétés soient déjà connues. Si je parviens à prouver qu'il n'en est pas malheureusement ainsi pour la plupart des moyens de la thérapeutique, il me sera permis de conclure que, dans l'état actuel de la science, cette classification est impraticable.

Mais, pour que mon travail ne soit pas entièrement décourageant, j'indiquerai la fausse

I

route qu'on a suivie, et j'en proposerai une capable de conduire à un meilleur résultat. Quoique cette dernière partie de mon mémoire ne soit pas absolument exigée par la question proposée, j'ai cependant jugé qu'elle servirait à le rendre plus complet.

Dans mon premier chapitre, je dirai quelques mots des classifications en général, pour rechercher quelle est de ces divisions, considérées d'une manière générale, celle qui convient le plus à la matière médicale; dans le second, je ferai l'histoire des distributions des médicamens chez les auteurs, pour reconnaître les défauts et les avantages qu'elles peuvent présenter; dans un troisième, j'examinerai l'état actuel de nos connaissances, sur les propriétés médicinales des agens de la thérapeutique; je parlerai aussi des causes de cet état, afin de déterminer la marche à prendre pour mieux étudier ces propriétés; dans le quatrième, j'exposerai la méthode que je crois être la plus avantageuse pour parvenir un jour à la classification demandée.

CHAPITRE PREMIER.

Des Classifications en général.

L'histoire naturelle comprend une multitude de corps, dont chacun a sa patrie, son nom, sa forme, ses propriétés et ses usages. L'homme qui sait trouver, dans toutes ces connaissances, quelque chose d'utile, doit aussi chercher les moyens de diminuer les difficultés de cette étude immense. En effet, comment pourra-t-il savoir à volonté ce que les autres hommes ont appris de chacun de ces corps, vérifier si ce qu'il remarque, l'a déjà été par quelque autre, comparer ce qu'il voit avec ce qu'on a observé, pour parvenir à être suffisamment instruit sur leur histoire individuelle? Nous ne devons attendre cet important service que d'une méthode telle, qu'après avoir divisé successivement ces corps en plusieurs groupes, nous arrivions à connaître ce qui dans chacun nous intéresse véritablement. Cette méthode sera donc susceptible de nous fournir des classifications.

Tant qu'on n'avait jeté les yeux que sur un petit nombre d'êtres de chaque règne, les divisions n'étaient pas très-nécessaires. Aussi la plupart des anciens naturalistes décrivent-ils sans ordre les objets dont ils parlent, tels sont Hésiode, Pline, etc. Si quelques uns d'entre eux ont établi des classifications, elles sont tellement vagues, qu'elles méritent à peine ce nom, comme on le voit dans les livres de Théophraste et de Dioscoride.

Le nombre des objets observés par les naturalistes ayant augmenté, on s'aperçut, principalement à l'époque de la renaissance des lettres, qu'il était nécessaire de distribuer leurs descriptions de manière à les retrouver facilement au besoin. On vit, d'ailleurs, que la plupart des conséquences pratiques qu'on peut tirer de l'étude des sciences naturelles, repose sur la distinction des êtres, et on ne tarda pas à s'assurer que leurs progrès tenaient beaucoup à l'ordre qu'on mettait dans les connaissances acquises, aussi bien qu'au procédé qu'on employait pour les répandre. Mais si on a généralement senti l'utilité d'un ordre quelconque, on s'est bien peu accordé sur le choix du meilleur moyen de distribution. On compte presque autant de méthodes qu'il y a d'auteurs; leur nombre est si grand, et leurs principes si divers, que, pour leur simple indication, il faudrait classer les classifications elles-mêmes.

En les considérant d'une manière très-générale, les classifications se divisent en empiriques et en rationnelles.

Les premières sont indépendantes de la nature du corps qu'on décrit, telles sont, par exemple, celles qui, disposées selon l'ordre alphabétique, sont seulement fondées sur sa dénomination. Il est bon d'observer que, n'ayant aucun rapport réel avec lui, elles ne peuvent servir qu'à ceux qui le connaissent déjà par son nom. Cette division peut encore être admise dans les ouvrages qui ont pour but spécial d'indiquer rapidement ce qu'on a à dire de quelques objets, à ceux qui savent par quelle expression on est convenu de les désigner : tels sont les catalogues des plantes, des médicamens, etc. On a encore conseillé ce procédé pour les recueils d'observations éparses.

Les classifications rationnelles sont celles qui ont un rapport réel avec les êtres auxquels on les applique, aussi sont-elles les seules qui méritent notre attention. Les auteurs qui les ont adoptées, nous présentent une grande diversité dans la marche qu'ils ont suivie, et j'ai remarqué qu'elle tient au but spécial que chacun s'est proposé. Ainsi les anciens n'ayant égard qu'à ce qui les intéressait le plus, c'est-à-dire, aux propriétés et usages des corps, les ont classés d'après ces mêmes propriétés et usages. Les premiers botanistes dirigèrent leurs divisions vers ce but essentiel : Théophraste, au milieu du désordre extrême de son histoire des plantes, paraît distinguer les herbes en trois classes, les potagères, les fromentacées ou dont les graines peuvent être mangées, et celles qui fournissent des sucs utiles. Dioscoride considère les plantes, selon qu'elles sont aromatiques, alimentaires, médicinales, ou propres à faire du vin. Ces classifications qui ont reçu le nom d'usuelles ou pratiques, sont les plus importantes, et les seules qu'on doit employer pour les médicamens.

On reconnut bientôt que ces distinctions, fondées sur l'usage des êtres, ne peuvent fournir aucun secours à ceux qui n'ont aucune notion des êtres eux-mêmes, et on jugea qu'il était nécessaire de prendre pour base la structure ou d'autres qualités physiques. Cette idée est excellente quand on étudie les objets en naturaliste. Mais l'utilité des classifications pratiques est aussi évidente, si on les considère sous leur véritable point de vue, c'est-à-dire, comme un moyen de mettre de l'ordre et de la précision dans les applications pratiques de la science, en même temps qu'on les rend plus faciles. J'accorde tous ces avantages aux classifications, restant toutefois persuadé qu'une prévention exagérée ne doit point faire attacher trop de prix à ces méthodes, même les plus perfectionnées.

Nous allons voir que ces différentes divisions, établies d'après divers points de vue, ont été appliquées par les médecins, aux moyens que la thérapeutique met en usage.

CHAPITRE II.

Des Classifications des médicamens.

On conçoit sans peine que les hommes dûrent être dirigés vers l'étude de l'histoire naturelle, par le désir de trouver dans les corps qui les entouraient des alimens pour leur subsistance, et, en général, des matières propres à satisfaire leurs besoins et à étendre leurs jouissances. Les goûts divers et leurs dépravations contribuèrent sans doute beaucoup à faire varier les alimens.

Étant devenus souffrants, ils se lassèrent des moyens qui répondaient trop lentement à leurs désirs, et, dans la vue d'en trouver de plus actifs, ils s'adressèrent à des productions végétales qu'ils rejetaient dans l'état de santé. Bientôt ils mêlèrent ces substances et composèrent des remèdes ; d'autres, en proie à la douleur, laissèrent entamer

leur corps, virent couler leur sang, et les opérations chirurgicales devinrent peu à peu un
moyen de plus dont la thérapeutique s'empara
pour traiter les maladies.

On continua à chercher des médicamens partout, et cette espèce d'avidité introduisit dans la
matière médicale un nombre extraordinaire de
substances différentes. L'impatience que produit
l'état pathologique, les douleurs qu'il cause, ont
fait continuellement recourir à de nouvelles pratiques pour obtenir la guérison. Le désir qu'ont
tous les individus de conserver leur vie, a fait
chercher une multitude de moyens pour la pro-
longer. Toutes ces sources étant intarissables, la
thérapeutique reçut successivement cette quan-
tité de remèdes qui finirent par l'encombrer au
point, qu'on se vit obligé de prendre des moyens
pour mettre quelque ordre dans leurs descriptions.

J'ai déjà dit, que la grande diversité dans la
marche des auteurs qui ont établi des classifications, tient essentiellement au but que chacun
s'est proposé. En effet, dès qu'un grand nombre
de substances médicales fut découvert, et que la
nécessité d'une distribution fut sentie, ils s'occu-
pèrent à faire des divisions qui différèrent bientôt
entre elles.

Relativement au lieu sur lequel les médicamens

sont appliqués, les uns, comme Lieutaud, les ont distingués en internes et externes ; les autres en solides, mous et liquides, selon le degré de consistance. Il est évident que tout cela est utile à connaître pour l'administration de ces moyens ; mais ces caractères ne sont pas assez importans pour servir de base à une classification.

On a divisé les nombreux agens de la thérapeutique, selon leur composition, en simples et composés ; selon leur origine, en naturels et artificiels ; selon la date de leur préparation, en magistraux et officiaux ; selon leur forme, en pilules, bols, infusions et sirops. Toutes ces distributions sont plutôt pharmaceutiques que médicales.

On peut en dire autant de la distinction des médicamens en chimiques et en galéniques. Les pharmaciens du temps de Galien ne s'occupaient que des décoctions, des infusions et de quelques sirops, voilà pourquoi ces préparations furent nommées galéniques. Mais, lorsque la chimie eut fait quelques progrès, on en composa d'autres qui furent appelées chimiques, ce qui a servi à établir deux classes de remèdes.

Quelques auteurs ayant particulièrement fixé leur attention sur les qualités sensibles des substances médicinales, les ont distinguées en amères, aromatiques, insipides, fétides, etc. Toutes ces qualités peuvent être de quelque secours pour diriger le médecin dans l'étude des propriétés des moyens de la pharmacologie, mais leur rapport avec ces mêmes propriétés n'est pas assez généralement vrai pour servir de fondement à une distribution méthodique.

Tous les corps de la nature ayant été rangés dans le règne animal, végétal et minéral, une pareille division fut adoptée pour les médicamens par Schroeder ainsi que ses commentateurs, Frédéric Hoffman et Etmuller; en France, par Vogel et Desbois de Rochefort. Quoique cet ordre soit plus propre à leur histoire naturelle que médicale, il fournit cependant un caractère à chacun d'eux, ce qui peut le rendre utile comme moyen secondaire de classification.

D'autres tentèrent de les classer d'après leurs principes chimiques, dans le but sans doute d'éclairer leurs préparations et leurs substitutions. Ils partirent de ce point, que les substances de la même nature doivent avoir la même vertu : la matière médicale de Paul Hermann et de Cartheurer en sont des exemples connus. Mais la difficulté et les incertitudes que les analyses des corps, principalement de ceux qu'on nomme organisés, ont présentées jusqu'à ce jour, rendent cette sorte de méthode peu utile à employer. Elle suppose un complément d'analyses

chimiques qui ne sont rien moins que faites,
malgré toutes les découvertes des modernes.
L'étude des matériaux immédiats des plantes
offre une foule de lacunes, et c'est cependant
sur elle que reposent toutes les notions qu'on
peut avoir sur leur nature intime, sur l'art de
préparer les végétaux pour nos besoins, et la
possibilité de remplacer les uns par les autres.

Il en est qui ont voulu diviser les médicamens végétaux de manière à les reconnaître dans
leur état de vie. C'est sur ce principe que sont
fondées les Matières Médicales de Linnée, de
Bergius, de Peyrhille, disposées d'après une marche artificielle. Il est évident que c'est une question de pure botanique, et qu'on ne doit pas
établir pour cet objet une méthode particulière
qui n'éclaire point sur l'emploi, les rapports et
les substitutions des agens de la thérapeutique.

Ceux qui ont disposé les moyens pharmaceutiques végétaux dans le but d'éclairer leurs substitutions réciproques, et guider les expériences
futures, sont partis du principe, qu'en général
les organes des plantes analogues se ressemblent
par leurs propriétés, et ont classé ces êtres d'a-
près leurs familles naturelles, et d'après les organes employés. C'est à peu près le fondement
de la Matière Médicale de Murray, et principalement celui de l'Essai sur les Propriétés Mé-

dicales des Plantes, de M. Decandolle. Ce principe n'a pas un caractère assez médical pour servir avantageusement à la distribution des végétaux, si ce n'est comme subdivision d'une classe déjà basée sur une propriété médicinale.

On a reconnu dans les agens de la thérapeutique divers degrés d'action, et c'est ce qui les a fait diviser en doux, faibles et forts, quelques uns même ont ajouté une classe de mixtes. Cette distinction, qui n'est d'aucune valeur pour une classification, a été utile à cause des conclusions pratiques qu'on en tirait. On avait le soin d'observer que les moyens pharmaceutiques très-actifs ne doivent être employés que dans des cas biens connus, et lorsque la constitution n'est pas très-irritable; qu'ils ne peuvent être administrés que par une main très-habile; qu'il faut mettre de la prudence et de la réserve quant à la dose; que ceux enfin qui sont appelés doux ou bénins, exercent rarement une action directe, pour susciter les mouvemens organiques nécessaires à la guérison, ce qui doit les faire regarder dans la plupart des cas, comme auxiliaires.

Les substances médicinales ont encore été considérées comme agissant sur les fluides et les solides. Cette division a donné lieu à plusieurs autres, comme Boerhaave et Cullen nous le montrent; elle repose sur des théories trop hypothétiques pour mériter une réfutation sérieuse.

Les médecins ayant étudié les médicamens sous le rapport de leurs propriétés médiciuales, les ont distingués en évacuans et en altérans. Ils comprennent, sous ce dernier titre, ceux qui agissent sur le corps sans procurer d'évacuation sensible. Cette division est évidemment défectueuse, puisqu'il est facile de prouver que les altérans peuvent devenir évacuans et *vice versá:*

Les classifications des modernes n'ont pas été tant subordonnées à des théories hypothétiques; mais à côté de ce grand avantage elles ont aussi leurs défauts. Il ne me serait pas difficile de faire voir que les diverses théories des forces vitales qu'on nous présente aujourd'hui pour classer les médicamens, sont arbitrairement établies et sont bien loin de donner des fondemens solides à la matière médicale. Il faut avouer cependant que les médecins ont rendu de nos jours des services importans à cette branche de l'art de guérir. Un concours heureux de circonstances les favorisait, les sciences qu'on appelle accessoires avaient reçu des améliorations sensibles, et des méthodes plus philosophiques avaient déjà préparé cette partie de la médecine à de nombreuses réformes. Aussi ces auteurs se sont-ils heureusement servis de leur bon esprit pour réfuter tout ce qui n'était pas raisonnable. Mais ils n'auraient pas dû s'arrêter là ; il fallait élaguer encore tout ce qui n'était pas conforme à l'expérience, et pour cela il était nécessaire d'y soumettre les médicamens. Dans l'état où se trouvait la matière médicale quand ils ont voulu la reconstruire, ils n'auraient dû écrire sur un moyen médicinal, qu'après avoir fait sur lui un certain nombre d'essais bien dirigés. En lisant leurs livres, on dirait qu'ils ont tenu plus à cœur de s'appliquer à l'histoire naturelle et chimique des substances qu'ils ont décrites, qu'à leurs propriétés médicinales, ce qui prouve combien ils ont profité des connaissances acquises dans ces sciences ; dans la pharmacologie au contraire, ils n'ont trouvé presque rien de fait, et ils n'ont pas pris la peine de s'instruire eux-mêmes sur les vertus des remèdes, par des essais répétés. Sans doute qu'une pareille entreprise est effrayante ; mais pour être les régénérateurs d'une science, il faut du zèle et un pénible travail. Je prouverai que ce n'est qu'avec une pareille méthode qu'on peut parvenir à connaître les propriétés médicinales des médicamens pour fonder une classification régulière.

CHAPITRE III.

Etat actuel de nos connaissances sur les propriétés médicinales des médicamens, et causes de cet état.

Il serait inutile de donner des preuves d'une vérité aussi frappante que celle que j'ai posée en principe au commencement de ce mémoire. Personne ne doute qu'il ne soit indispensable de connaître les propriétés médicinales des médicamens, si on veut qu'elles puissent servir de base à une classification régulière. La question qui fait le sujet de ce travail se réduit donc pour moi à établir que ces mêmes propriétés ne sont pas assez connues.

Le premier moyen que j'emploierai pour démontrer évidemment cette proposition, sera l'opinion des auteurs modernes les plus capables de faire foi en pareille matière.

J'admets d'abord, que lorsque les hommes les plus distingués dans une science s'accordent sur un point, leur opinion est reçue comme une vérité jusqu'à ce qu'on ait démontré le contraire. Il est clair que je ne dois citer ici que des médecins de nos jours, parce qu'il s'agit de déterminer l'état *actuel* de nos connaissances sur les propriétés médicinales des agens de la thérapeutique. Bichat dit: « que la pratique de la médecine » est non-seulement rebutante, mais qu'elle » n'est pas d'un homme raisonnable, quand on » en puise les principes dans la plupart des ma- » tières médicales. » M. Alibert appelle la thérapeutique et la matière médicale « une science » peuplée d'erreurs, où la langue est aussi dé- » fectueuse que la pensée, où tout est à re- » fondre, les principes et la matière. » Swilgué, persuadé du peu de notions que nous avons sur les vertus des remèdes, en assigne la cause, et dit que « le génie expérimental a encore très- » peu présidé aux applications thérapeutiques de » la matière médicale. » Enfin, dans un des meilleurs livres qui aient paru sur cette branche de la médecine, publié cette année seulement, et qui doit être par conséquent au niveau des connaissances actuelles, M. Barbier ne balance pas à déclarer « que la matière médicale est en- » core une collection de conclusions trompeu- » ses, d'annonces décevantes, plutôt qu'une » véritable science. » Quand de tels hommes, après avoir longuement réfléchi sur un sujet dont ils ont fait une étude spéciale, sont d'un même avis, il me semble qu'on est forcé de penser comme eux. Ces auteurs ne seront certainement pas récusés, ils sont ici les premiers juges, puisque c'est à eux que nous devons les principaux travaux qui ont été publiés sur cette matière, dans les temps modernes. Je puis d'ailleurs ajouter ici le sentiment unanime de la presque totalité des médecins, car j'ai remarqué qu'ils ont en général un grand dégoût pour les ouvrages de matière médicale, à cause de l'incertitude de tout ce qu'on y dit.

Le second moyen de démonstration sera encore basé sur le même principe ainsi modifié. Quand les hommes les plus distingués dans une science sont loin de s'accorder sur les mêmes points, ces derniers sont regardés comme peu connus, et demandent à être étudiés de nouveau.

Quel est le médecin qui, en lisant les livres de matière médicale, n'a pas été frappé de la discordance qui règne sur les vertus qu'on accorde à chaque substance? Je n'aurais qu'à rapporter l'histoire de quelques médicamens pour faire voir combien de propriétés diverses leur ont été successivement attribuées. Je me contenterai ici de jeter les yeux sur un des plus anciennement connus, des plus fréquemment employés, et sur lequel on a le plus écrit. Il me semble que les qualités d'un pareil remède ne devraient plus être en question aujourd'hui, et qu'après tant de siècles et de travaux, tous les médecins devraient être d'accord sur ses effets. C'est de l'opium dont je veux parler ici : un coup-d'œil sur les opinions qu'on a émises relativement à cette substance, nous fera en même temps sentir l'état actuel de nos connaissances sur les propriétés médicinales des autres, et la valeur des méthodes qu'on a suivies pour les étudier.

Les auteurs qui s'en sont occupés, sont très-nombreux, et portent un grand nom dans la science. Il suffit de parler de Sydenham, Rivière, Sylvius, Mead, Tralles, Plater, Sthaal, Hoffmann, Boerhaave, Van-Swieten, Werlof, Morton, Freind, Pringle, Lind, Tissot, Cullen et Barthez. Des médecins non moins estimables ont fait des expériences sur les animaux vivans pour étudier l'opium ; de ce nombre sont Alexandre Monró, Wyhtt, Félix Fontana, Sproegel, Wirtenson, Alston, Carminati et M. Nysten. Si ces auteurs ont pensé si différemment, comme nous allons le voir, sur une substance qui a été le sujet de tant de travaux, que doit-on croire des méthodes qu'on a mises en usage ? Et peut-on avoir des idées fixes sur les vertus de ce grand nombre de remèdes qui figurent dans nos gros volumes ?

Il serait superflu d'examiner scrupuleusement, à l'exemple de Tralles, les opinions de tous les médecins qui se sont occupés de l'opium. Je me contenterai seulement de montrer qu'ils lui ont trouvé des propriétés différentes et même opposées. Ainsi Wyhtt et Alston prétendent qu'il diminue les battemens du cœur ; Thompson et Freind assurent au contraire qu'il les augmente. Sydenham, Boerhaave et Cullen sont en opposition avec ce que Wyhtt et Alston ont avancé. Sthaal, dans sa fameuse dissertation *de impostura opii*, prétend qu'il n'apporte qu'un calme trompeur dans l'économie, et qu'il arrête les mouvemens salutaires de la nature. Cullen ayant gratuitement admis l'existence d'un fluide nerveux, pense qu'il arrête le cours de ce fluide. Grimaud croit qu'il cause l'hypocondrie ; Young et Actius assurent qu'il nourrit l'inflammation et qu'il est dangereux dans les douleurs qui appartiennent à cette affection. Lorry, dans un mémoire sur l'action de quelques médicamens, et sur celle de l'opium en particulier, annonce que cette substance, à part sa propriété narcotique incontestable, produit une pente aux mouvemens convulsifs, et une suspension générale dans les évacuations. Samuel Crumpe soumit cet important remède à un examen attentif, et donna, sur sa nature et ses propriétés, un ouvrage estimé, dans lequel il fait voir que cet agent médicinal commence par exciter et accélérer le pouls, et que Sydenham avait raison de le regarder comme le plus puissant des stimulans (1).

Des médecins plus modernes ont voulu expliquer ces contradictions, et ils ont prétendu qu'à haute dose, l'opium est calmant, et à petite dose, excitant. Les expériences de M. Wilson sont venues à l'appui de cette proposition, mais celles de M. Nysten tendent à la détruire. Haller, éprouvant de fortes douleurs de vessie, a remarqué sur lui-même que ce moyen apaise l'énergie nerveuse et accroît au contraire l'énergie des muscles, et celle de la circulation. Les essais de Félix Fontana, d'Alston et de Wyhtt, s'élèvent contre cette assertion.

Que penser après tant d'opinions et de résultats si opposés? On ne peut que rester toujours dans le vague, si l'on n'emploie une meilleure méthode pour recommencer toutes les expériences. L'opium a dû produire des effets différens, parce qu'il a été administré dans des cas pathologiques divers, et chez des individus dont l'irritabilité n'était pas la même. Chaque médecin n'a pas manqué de noter les effets sensibles du médicament, sans tenir compte des circonstances dont je viens de parler, et voilà pourquoi

____

(1) *An inquiri*, etc., Recherches sur la nature et les propriétés de l'opium ; Londres, in-8°.

on lui a accordé plusieurs propriétés. Il est évident que cette substance, comme toutes les autres, également préparée, produirait les mêmes résultats, si l'état des individus qui en usent était rigoureusement le même. Il importe donc, avant d'assigner telle propriété à l'opium, de déterminer cet état autant que possible, pour tenir compte de l'influence qu'il a eue sur l'action de l'agent employé, et par conséquent sur l'effet produit. On voit d'après cela combien il est ridicule d'accuser ce remède de tous les phénomènes qui suivent son administration, et de dire en général qu'il ne faut pas se fier à tel médicament, parce qu'il n'a pas des vertus constantes. On a donné sur tous ces effets des théories plus subtiles que satisfaisantes. M. Barbier, par exemple, explique d'une manière entièrement hypothétique, l'irritation qu'éprouve le système vasculaire, aussitôt après l'administration de cette substance.

Cette courte analyse des opinions diverses et opposées des auteurs sur les propriétés de l'opium, prouve évidemment qu'elles ne sont pas encore bien connues, et qu'il faut recommencer toutes les expériences. Nous arriverions aux mêmes conclusions, si nous examinions également les autres agens de la pharmacologie ; et alors nous resterions certainement convaincus que les propriétés des médicamens ont besoin d'être étu-

diées de nouveau pour servir de base à une clas-
fication régulière.

Mais ne nous arrêtons pas là, et recherchons
les causes qui ont empêché les médecins d'arriver à cette connaissance, afin de les éviter nous-
mêmes. J'en reconnais six principales que je vais
successivement examiner.

PREMIÈRE CAUSE.

*Défaut de connaissances suffisantes en histoire
naturelle, chimie, pharmacie, anatomie,
physiologie et thérapeutique chez les Anciens.*

Privée des lumières de ces sciences et de ces
branches de la médecine, la matière médicale
ne pouvait faire des progrès, parce qu'elles lui
sont d'une utilité indispensable. C'est pour ne
les avoir pas possédées qu'on connaissait mal les
substances qu'on employait; on les confondait
les unes avec les autres; les préparations pharmaceutiques étaient défectueuses et changeaient
souvent la nature des remèdes. On rassemblait,
dans de longues formules, des moyens disparates
dont les vertus se détruisaient mutuellement; de
là, l'impossibilité de deviner l'action d'un médicament à travers ce chaos de combinaisons. L'a-
natomie, dans l'enfance, n'avait pu éclairer la phy-

siologie, qui à son tour doit être le fondement
de la pathologie. On faisait des essais sur des liquides retirés des cavités qui les renfermaient,
sur des organes privés de vie, sur des animaux
trop éloignés de l'homme, par leur organisation
et leurs habitudes. On rapportait aux moyens employés des résultats produits par la nature ou les
influences hygiéniques. D'autres fois on n'attri-
buait pas le mal aux remèdes, d'ailleurs très-
énergiques, qu'on avait mis en usage, mais on
se contentait de prononcer que le mauvais état
de l'individu dépendait de la marche de la maladie; que cette dernière l'emportait sur les forces
de la nature; que c'était un jour critique, et, avec
des mots mystérieux, on couvrait ces mêmes maladies d'un fatalisme ridicule. On citait avec
beaucoup d'emphase les succès obtenus avec tel
moyen, sans parler des résultats malheureux.
La détermination inexacte de l'affection rendait
impossible la connaissance de l'action de l'a-
gent médicinal. Car une substance ayant été prô-
née pour un cas mal déterminé, était employée
dans d'autres qu'on croyait être semblables, et
qui cependant étaient différens; elle ne réussissait
pas, et on la déclarait inutile ou dangereuse. Les
médecins se contentaient, dans leurs écrits, de
substituer une hypothèse à une autre, après
avoir longuement raisonné sur des faits incom-

plets ou mal observés. Eufin, c'est par les plus
absurdes expériences qu'on prétendait découvrir
les propriétés des médicamens. Galien, dans son
livre *de Theriaca ad Pisonem*, nous rapporte que
lorsqu'on voulait savoir si la thériaque possédait
véritablement les vertus qu'on lui avait assignées,
on en faisait prendre une dose suffisante, après
laquelle on donnait un purgatif. Si ce dernier
agissait, on jugeait que la thériaque n'avait point
les propriétés médicinales qui lui étaient attribuées. Aussi, comme le remarque Bichat, la
matière médicale n'a été qu'un incohérent as-
semblage d'opinions, elles-mêmes incohérentes,
un ensemble informe d'idées inexactes, d'observations souvent puériles, de moyens illusoires,
de formules aussi bizarrement conçues que fas-
tidieusement assemblées. Pouvait-on, avec aussi
peu de lumières, débrouiller les véritables propriétés des médicamens?

SECONDE CAUSE.

*Influence des systèmes de médecine anciens et
modernes sur l'appréciation des propriétés
médicinales des médicamens.*

En parcourant les livres de matière médicale,
on reconnaît bientôt combien sont vérifables les

opinions qu'on y trouve, relativement aux propriétés médicinales des médicamens. Mais une
chose bien digne de remarque, c'est qu'elles répondent parfaitement au système pathologique
de leurs auteurs.

Que penser de ces propriétés, quand on voit
les médecins errer pendant tant de siècles dans le
champ des hypothèses, observer attentivement
les fluides du corps humain et leur attribuer gratuitement la plupart des maladies? Soumise à l'esprit qui règne en pathologie, la matière médicale
ne s'occupe alors que des changemens occultes
que ses agens doivent opérer dans la constitution
intime de tout le corps, et l'homme de l'art ne
songe plus qu'à corriger directement les altéra-
rations humorales avec des inviscans, atténuans,
délayans ou fondans.

Les chimistes, considérant l'économie animale
comme leur laboratoire, croient que les substances qu'ils mettent en œuvre, vont agir sur les
acides et alcalis de notre corps, et ne tendent
à rien moins qu'à neutraliser la maladie. Sthaal et
son école craignent, avec ces moyens, de déran-
ger les actes salutaires de la nature qu'il faut toujours respecter. Boerhaave voulant tout soumettre aux lois de la physique, n'a recours qu'à des
apéritifs, incisifs, etc., pour détruire la lenteur,
l'épaississement du sang, et la stagnation dans les

vaisseaux capillaires , qui sont la cause de la fiè-
vre. Au lieu de cela , Cullen cherche , avec ces
médicamens , à calmer le spasme des petits vaisseaux.

Les solidistes, portant leur attention exclusive-
ment sur les solides , ne parlent que des changemens qu'ils éprouvent dans leur constitution
matérielle , leur texture et leur densité. Ils n'ad-
ministrent plus que des humectans, relâchans ,
astringens et stiptiques , qui supposent des mouvemens opérés dans la situation et dans la disposition des fibres organiques, que personne n'a jamais aperçus.

Les vitalistes créent autant de forces qu'il leur
plaît dans le corps humain , et accordent aux remèdes une action sur telle ou telle de ces forces.
Les uns ont pour but d'attaquer, avec les agens
de la pharmacologie , une affection d'un principe vital qu'ils ont imaginé ; les autres d'agir
sur des myotilités , tonicités , altérations des
forces et propriétés vitales arbitrairement établies.

Brown se présente avec un système bien sé-
duisant par sa simplicité ; il n'admet que sthénie
et asthénie dans les affections pathologiques, et
ne connaît plus que toniques pour augmenter les
forces, et débilitans pour les diminuer. Bientôt un Brownien zélé, qui ne me paraît pas toute-

fois avoir bien saisi l'esprit de ce système, publie, d'après les principes de son maître, une pharmacologie dans laquelle il partage les médicamens en deux classes seulement, les sthéniques et les asthéniques (1). Gren, lui-même, adopte la terminologie brownienne, dans la nouvelle édition de sa pharmacologie (2). Les médecins de toutes les nations modifient ce système; les Italiens établissent la théorie de la contrestimulation, et font, dans la pharmacologie, une classe de contrestimulans. En France, les partisans exclusifs d'une nouvelle doctrine voudront peut-être nous faire croire qu'ils sont tous excitans, parce qu'ils prétendent trouver des inflammations dans toutes les maladies. Ainsi on voit la matière médicale livrée aux rêveries de tous les faiseurs de systèmes, qui savent rencontrer dans les corps médicamenteux les propriétés qui leur conviennent. Chacun accorde à la substance qu'il met en usage des vertus différentes, selon la théorie qu'il se fait du désordre pathologique qu'il traite; théorie, qui au lieu d'être la conséquence sévère des faits bien observés, est plutôt subordonnée à des systèmes enfantés par une idée principale hypothétique qui n'a que trop long-

______

(1) *Pharmacologia Browniana*; Stuttgard, 1798, in-8°.
(2) *Hallæ*; 1798, in-8°.

temps dirigé les travaux des auteurs, sans qu'ils s'aperçussent de leur erreur ; car je remarque, en passant, que lorsqu'on a accoutumé son esprit à un certain ensemble d'idées, on arrive, par une pente insensible, à n'être plus frappé des inconséquences que l'on a toujours admises, et à traiter d'hypothèses les opinions contraires à celles qu'on a soi-même adoptées sans réflexion. La matière médicale est très-exposée à cette difficulté, parce qu'on ne peut pas, comme en chimie, y démontrer la fausseté d'une théorie par un seul fait, mais par un ensemble de faits qui ne frappent pas également tous les yeux. Est-il possible que, sous l'influence de tant de systèmes, les uns plus bizarres que les autres, les propriétés médicinales des médicamens aient été bien connues ?

TROISIÈME CAUSE.

Emploi des agens pharmacologiques, dans l'intention de combattre une maladie donnée, et non de remplir les indications qu'elle présente.

On a cherché à découvrir la faculté dont jouissent les remèdes de guérir une maladie donnée, ce qui a porté les médecins à croire qu'un médi-

cament ayant eu des succès dans une telle affection, doit réussir dans toutes celles qui portent
le même nom. C'est ainsi que dans des mémoires
ad hoc, et dans des observations insérées dans
les ouvrages périodiques, on nous parle d'une
substance qui guérit telle maladie. Les praticiens
veulent s'assurer du fait, et ils ne tardent pas à
annoncer de toutes parts qu'ils ont mis en usage
le même remède dans la même affection sans
aucun succès. D'autres prétendent au contraire
en avoir obtenu des avantages; le différend ne se
vide pas, parce qu'on ignore la bonne méthode
de juger la question, et l'incertitude est le résultat de ce conflit d'opinions. Cette manière de
procéder dans l'étude des propriétés des médicamens est tellement vicieuse, qu'elle conduit à
des résultats évidemment absurdes. Ainsi, puisqu'une même indication se présente quelquefois
dans des maladies différentes, et que d'ailleurs une
même affection peut être guérie par des agens
divers, comme on le voit tous les jours, il s'ensuit
que le moyen qui a eu des succès dans une maladie, en aura dans plusieurs autres, et l'on ne tar-
dera pas à croire que c'est le remède de toutes ces
affections. C'est ce qui arriva pour la thériaque,
préparation qui fut appliquée à toutes les maladies,
et qui avait été inventée d'abord pour prévenir
les suites de la morsure des serpens, par Andro-

maque de **Crète**, médecin de l'empereur **Néron**, le premier que nous trouvons dans l'histoire sous le titre d'*Archiatre*.

On aurait eu des résultats bien plus satisfaisans, si on s'était attaché à bien étudier l'utilité des instrumens de la pharmacologie, pour remplir les indications. La médecine n'étant autre chose que l'art de connaître ces mêmes indications et de les remplir, le praticien ne doit pas avoir d'autre but, et il doit oublier que très-long-temps on a considéré la maladie comme un être qu'on doit combattre avec tel remède. La goutte et plusieurs autres affections sont encore aujourd'hui dans ce cas, mais j'ose espérer que des recherches exactes d'anatomie pathologique nous mèneront à quelque chose plus de précis. On doit se servir des médicamens partout où l'indication à remplir les réclame; c'est la seule bonne manière d'employer les armes que la matière médicale nous fournit; elle sert aussi à mieux apprécier les diverses propriétés qu'on leur a accordées pour guérir telle maladie donnée. Il est cependant des cas où il faut administrer un remède sans trop songer à l'indication; ce sont ces maladies dont la nature nous est inconnue, et pour le traitement desquelles le hasard et l'expérience après, nous ont fourni des médicamens ordinairement victorieux, que nous appelons spécifiques. Personne aujourd'hui n'oserait mettre en doute l'efficacité du quinquina dans les fièvres intermittentes, du mercure dans la vérole, et tous les jours les médecins en ordonnent l'usage sans chercher à se rendre raison de l'indication qu'ils remplissent. Le nombre des spécifiques avait cependant été poussé trop loin par les anciens, ce qui nuisait beaucoup à l'étude des propriétés des agens de la thérapeutique. Car dès le moment qu'ils croyaient connaître le spécifique d'une maladie, ils s'en tenaient là et ne portaient pas plus loin leurs recherches.

Il est cependant des médecins que ce mot mystérieux n'a pas arrêté, et qui ont voulu soulever le voile qui couvre l'action de ces médicamens; M. Bourgeois, par exemple, a fait part cette année à la Société de médecine de Paris de ses observations sur le mode d'action du sulfure de potasse contre le croup, substance qu'on avait baptisée de spécifique. Si son opinion se trouve un jour confirmée, ce remède sera rayé de la liste de cet ordre de médicamens, et il ne sera indiqué que comme un excitant qui agit par révulsion, en déterminant sur l'estomac une irritation plus ou moins forte qui déplace celle de la gorge.

QUATRIÈME CAUSE.

Défaut d'attention suffisante à l'état actuel de la partie avec laquelle les médicamens sont mis en contact, dans les expériences qui ont été faites au lit du malade, pour découvrir leurs propriétés médicinales.

Les propriétés des corps les uns sur les autres sont relatives, dans leurs effets, à la combinaison des principes dont ils sont composés, et aux circonstances dans lesquels on leur fait jouer un rôle. Les médecins qui ont étudié la puissance des médicamens sur nos organes, n'ont pas porté toute leur attention sur ce dernier point de vue. Ils n'ont point suffisamment senti, que pour juger sainement des propriétés médicinales des moyens pharmaceutiques, il faut, après s'être assuré de leurs bonnes qualités et avoir bien saisi l'indication à remplir, s'attacher à bien déterminer l'état actuel de la partie avec laquelle ils vont être mis en contact, parce que cet état va modifier singulièrement et quelquefois changer entièrement les effets de ces mêmes moyens.

Puisque ce sont les organes qui exécutent les mouvemens physiologiques médicinaux, c'est leur étact actuel qu'il faut apprécier quand on a constaté la bonne nature des matériaux qu'on met en usage. Ces derniers agissent toujours également, et on serait sûr de l'effet physiologique, si les organes étaient aussi toujours dans le même état. Tout le monde sait que, lorsqu'on administre très-fréquemment la même substance, sa force active paraît diminuer, elle semble perdre peu à peu de sa puissance, et finit par ne plus produire des effets sensibles. Cependant son inertie n'est ici qu'apparente, elle ne peut point avoir perdu cette force, parce qu'elle n'a pas changé de nature et qu'elle est toujours la même ; c'est donc l'état des parties sur lesquelles cette action s'exerce qui a changé, et c'est lui qui, bien apprécié, rendra raison de la faiblesse du médicament.

Appliquons ces réflexions aux organes gastriques, parce que c'est dans leur intérieur que sont envoyées presque toutes les substances qu'on veut introduire dans le corps; ce qui rend, selon moi, continuellement indispensable, la connaissance de leur état actuel.

Le canal digestif étant le réceptacle naturel des alimens, les médecins ont cru qu'il devait en être de même pour les médicamens. En effet, ce mode d'administration est très-avantageux, à cause de l'activité des sympathies de ce conduit, et de la facilité avec laquelle les substances y sont

absorbées. Mais peut-être est-il trop généralement employé, car les maladies du système gastrique étant encore peu connues, quoique très-
communes, l'application immédiate, et souvent
répétée, de médicamens plus ou moins actifs sur
la surface affectée, peut devenir nuisible dans
une infinité de cas.

Le praticien doit bien surveiller le conduit
alimentaire, s'il veut se rendre compte, autant
que possible, des résultats qu'il obtient avec les
agens qu'il y envoie. Avec une pareille attention, il se rendra aussi raison de plusieurs opinions qu'on a émises sur les vertus de quelques
agens pharmaceutiques, et il levera des doutes
qui existent encore aujourd'hui sur beaucoup de
points de la matière médicale. Il verra, par
exemple, dans la digitale, un très-bon moyen
de diminuer le nombre des pulsations, quand il
n'y a pas dans le corps un point inflammatoire
qui tende à entretenir la fréquence du pouls, et
surtout lorsque ce n'est point le tube digestif lui-
même qui est irrité, comme j'ai pu m'en con-
vaincre plusieurs fois. Si, au contraire, ce canal
se trouve déjà dans un état d'excitation, la digitale devient un fort stimulant qui augmente le
nombre des pulsations et enflamme l'estomac,
comme on peut s'en assurer par neuf observations fort intéressantes publiées par Robert

Brée. Le musc sera un des meilleurs moyens de calmer les symptômes nerveux, si la membrane muqueuse gastrique n'est pas atteinte d'inflammation, comme l'a parfaitement constaté M. le docteur Récamier. Il ne me serait pas difficile d'ajouter encore plusieurs exemples ; aussi je reste convaincu qu'il n'est pas possible de juger sainement des propriétés médicinales des médicamens qu'on emploie, sans observer, avec une grande attention, l'état actuel des voies gastriques, et en général des organes sur lesquels les moyens médicinaux agissent immédiatement. Or, comme jusqu'ici on n'a pas assez remarqué ce point de vue si important, je crois pouvoir avancer qu'il est impossible que les vertus des médicamens soient encore suffisamment connues, pour servir de base à une classification régulière.

CINQUIÈME CAUSE.

Emploi des méthodes défectueuses pour parvenir à connaître les propriétés médicinales des médicamens.

L'étude de la matière médicale peut être considérée sous trois principaux chefs. Le premier est l'histoire naturelle de la substance que l'on veut décrire, le second sa préparation pharmaceutique, le troisième enfin, son action sur l'économie animale. Ces trois chefs, qui forment la pharmacologie proprement dite, ont fait des pas fort inégaux. Le premier et le second, ayant suivi la marche rapide, l'un de l'histoire naturelle, l'autre de la chimie moderne, sont aujourd'hui fort avancés, tandis que le troisième a presque demeuré dans son état d'enfance. Cependant, il faut convenir que les sciences naturelles ayant fait des progrès, à cause des meilleures méthodes qu'on avait adoptées pour les étudier, la matière médicale ressentit l'influence de tant de connaissances acquises. On apporta, dans cette branche de la médecine, un peu de cet esprit philosophique qui avait débarrassé les autres sciences des hypothèses qui arrêtaient leur cours, et on rejeta par des réformes utiles, un grand nombre de substances inertes qui avaient usurpé une place parmi les agens de la thérapeutique. On renversa cette polypharmacie que l'ignorance et le charlatanisme ont si long-temps entretenue. Mais on ne fit pas tout : débarrassés d'un grand nombre de prétendus remèdes, il nous en reste encore beaucoup aujourd'hui, et il en est très-peu dont on connaisse bien les propriétés médicinales, parce qu'on s'y est mal pris pour les étudier.

Nous avons vu qu'il était plus avantageux de chercher à déterminer l'utilité des moyens médicinaux , pour remplir les indications, que leur effet curatif dans telle maladie donnée. Mais il est essentiel pour la pratique, et pour établir une classification, de savoir comment ils remplissent ces mêmes indications. Tous ceux qui ont écrit sur les médicamens ont observé les changemens physiologiques qui forment les attributs de la médication. Ils parlent des variations survenues dans la circulation, la respiration , la chaleur animale, etc. ; mais ils se sont arrêtés là , et n'ont point cherché à remonter à l'action de la puissance médicinale sur nos organes. Uniquement occupés des causes morbifiques que les remèdes devaient détruire ou expulser hors du corps, et des améliorations qui survenaient dans l'état de maladie, on faisait peu attention aux effets immédiats qu'on regardait comme insignifians et quelquefois même comme accidentels. M. Barbier, médecin d'Amiens, a montré, avec beaucoup de raison , que c'est l'action des médicamens sur le corps qu'il importe d'apprécier plutôt que leurs effets thérapeutiques. Cet auteur distingue en deux temps l'action d'un agent médicinal pris à une dose convenable. 1°. Son contact avec nos organes provoque le développement de sa force virtuelle, celle-ci se met aussitôt en exercice, et des changemens sensibles dans l'étal actuel de la surface sur laquelle se trouve cet agent, annoncent sa puissance. Bientôt, soit que les molécules de la substance médicinale pénètrent dans les canaux de la circulation, et soient répandues dans l'économie, soit que des communications sympathiques propagent aux autres parties l'impression que cette surface éprouve, on voit ordinairement survenir des effets à l'extérieur, et les organes prennent un autre ordre de mouvemens. Toutes ces mutations, suite directe de l'impression que le médicament exerce sur les tissus vivans, forment le premier temps de son action, et c'est ce qu'on nomme ses effets immédiats ou physiologiques. 2°. Ces changemens dans l'état actuel de nos organes, ces modifications dans leurs mouvemens, peuvent, dans un corps actuellement malade, occasioner quelque résultat important. Ce résultat donne la seconde partie des effets du moyen thérapeutique, ce sont ceux qu'on appelle secondaires et curatifs; ils ont été attribués à l'exercice d'une vertu spéciale, tandis qu'ils dépendent le plus souvent des effets primitifs.

Le médecin, qui veut produire un changement dans l'état actuel de nos organes, doit connaître le pouvoir des divers secours que la thérapeutique met à sa disposition. Il doit se rappeler que ces derniers ne guérissent pas par des vertus occultes et des propriétés spéciales, pour détruire une maladie. Il n'y a point, entre un remède et le mal qu'il combat, une opposition telle, que le premier tende à neutraliser la cause matérielle de l'autre. S'il en est quelquefois ainsi, c'est dans un petit nombre de cas particuliers, qu'on peut négliger lorsqu'on pose des principes généraux. On sait au contraire qu'il devient utile, en provoquant des mouvemens favorables dans le corps malade, par la faculté qu'il a d'agir sur les organes vivans. C'est cette action qu'il importe de déterminer dans chacun en particulier, pour remplir les indications qui la demandent. C'est elle qui dirigera le praticien dans l'emploi de ses secours, et lui servira avantageusement pour établir une classification fondée sur la propriété dont jouissent les médicamens d'exercer tel pouvoir sur nos parties.

Les effets thérapeutiques sont trop variables, et subordonnés à trop de circonstances, pour servir utilement à établir une classification : aussi rien de plus vague que les mots antiscorbutique, antiscrophuleux, etc. D'ailleurs, selon les circonstances où le médicament serait employé, il appartiendrait à des classes différentes. Celui qui, dans un cas, aura produit un effet diurétique, fera suer dans l'autre, constipera dans un troisième, ainsi de suite. En ouvrant les livres de pharmacologie, on voit que telle substance qui n'est dépositaire que d'une propriété excitante , possède des vertus stomachiques, antiscorbutiques, vermifuges, béchiques, apéritives, fébrifuges, etc. Je n'aurais qu'à citer les effets divers qu'on a attribués au kermès minéral, pour montrer que si on les prenait pour base , il faudrait le faire entrer dans plusieurs classes. Nous voici arrivés à la grande objection qu'on fait depuis long-temps aux méthodes de classification des médicamens, fondées sur leurs propriétés médicinales. Comment parvenir, dit-on, à classer des substances qui produisent des résultats si différens et si variables, selon les circonstances? Je réponds qu'on n'y parviendra jamais, si on ne prend pas pour base les effets les plus constans, c'est-à-dire ceux qui proviennent immédiatement de la mise en action des agens employés, et non point ceux qui ne sont que secondaires.

Le principe de l'utilité d'une classification est incontestable, il ne s'agit plus que de trouver une bonne méthode. Les propriétés médicinales doivent être choisies de préférence pour lui servir de fondement. 1°. Parce qu'elles paraissent véritablement exister dans la nature , et tenir à la composition particulière de chaque corps naturel ou artificiel. 2°. Parce que les différences qu'on aperçoit chez les malades, dans les vertus d'un même médicament, ne sont relatives qu'à des cas particuliers, et peuvent être considérées comme des exceptions. 3°. Enfin, parce que cette sorte de classification sert singulièrement à fixer les idées du médecin, à mettre de l'ordre dans ses connaissances, et à lui rappeler une suite d'observations que lui fournit une longue expérience. Mais il faut bien prendre garde de donner à cet avantage plus de valeur qu'il en a réellement. Si les divisions des médicamens ont une utilité sur laquelle on ne peut élever aucun doute raisonnable, il est bon en même temps d'apprendre à corriger les erreurs qu'elles peuvent faire naître, et dont il est quelquefois bien difficile de se garantir. On sait que la principale source de ces erreurs, est de trop attribuer aux divisions qu'on a établies.

La connaissance de l'action des moyens médicinaux offre, avons-nous dit, plus d'avantage pour éclairer la pratique médicale et pour établir la classification. Mais nous allons voir qu'on a pris une mauvaise marche pour étudier cette propriété, ainsi que toutes celles qu'on a choisies pour baser les divisions en matière médicale.

Tous les médecins qui ont cherché à s'instruire

sur les propriétés médicinales des agens pharmaceutiques, les ont étudiées dans leur cabinet, ou chez les malades seulement. La première méthode ne vaut absolument rien, la seconde n'est pas la meilleure, et n'aurait dû être employée que secondairement.

1°. On conviendra facilement qu'il ne faut pas chercher à découvrir l'action des médicamens en comparant l'opinion particulière des pharmacologistes sur leurs propriétés. J'ai déjà exposé mes raisons pour faire voir combien ils sont peu satisfaisans sur ce sujet. Tous les auteurs modernes sans exception, me paraissent cependant mériter le reproche d'avoir procédé ainsi, soit parce qu'ils ne se sont pas malheureusement trouvés dans une position assez favorable pour faire eux-mêmes la série d'expériences que leurs livres auraient exigées, soit qu'ils aient été épouvantés par les difficultés d'une pareille entreprise.

2°. Il paraîtrait, au premier coup d'œil, assez raisonnable d'étudier les propriétés des remèdes chez les malades, puisque c'est eux-mêmes qui doivent être soumis à leur action pour être guéris. Mais si on se contente de faire les essais qui sont nécessaires pour cela, sur un homme accablé de douleur, comment s'y prendra-t-on pour démêler la véritable action du médicament d'avec les troubles qui tiennent à l'état de maladie ? Les fonctions suivent alors une marche vicieuse , parce que les organes se livrent à des mouvemens désordonnés. C'est au milieu de ce trouble pathologique que le moyen médicinal vient établir aussi celui que détermine la force active dont il est pourvu. Les symptômes de la médication se mêlent, se confondent avec ceux de l'affection elle-même ; comment s'y reconnaître assez pour assigner au remède ses véritables effets primitifs, pour déterminer quelle est son action sur les organes ? Dans le cours d'une maladie dont nous supposerons même la fin malheureuse, la nature ne se laisse vaincre qu'après de longs et fréquens combats, dans lesquels les avantages ont été souvent balancés. Comment opérer un départ exact du produit particulier de chacun des moyens qu'on a mis en usage pendant ces grands mouvemens ? D'ailleurs, combien ne survient-il pas d'amandemens causés par les circonstances hygiéniques qui entourent les malades et qui agissent sur eux ? La puissance de ces causes extérieures est très-étendue, et le plus souvent elle reste inaperçue ; on n'en tient aucun compte, et l'on rapporte toutes les améliorations à l'action du médicament.

M. Alibert fit quelques expériences pour connaître l'action des agens de la thérapeutique, mais il s'arrêta bientôt, parce qu'il ne tarda pas à être convaincu qu'il était impossible de déterminer positivement, pour un grand nombre de substances, si l'effet qui résultait de leur administration leur était réellement dû. Baglivi fait la même remarque quand il dit : *At vero res non tam facilis et superficiaria est, remediorum vires explorare. Non minima est prudentia, distinguere effectus remediorum ab effectibus solius naturæ.* Ce n'est donc pas la bonne méthode d'étudier les propriétés des médicamens ; c'est cependant celle-là qui a été constamment employée, et c'est ainsi qu'ont été dressées les listes de vertus qui, sans choix, sans critique, figurent confusément à la suite de chaque substance médicinale, dans les matières médicales. Aussi dans quel vague nous a-t-on laissés ?

SIXIÈME CAUSE.

Difficulté de bien connaître l'action des médicamens, et par conséquent de les classer d'après cette propriété médicinale.

Si les médecins ont suivi des routes si différentes pour étudier les propriétés médicinales des moyens de la pharmacologie, s'ils ont ren-

contré tant d'obstacles , s'ils ne sont point par-
venus à des résultats satisfaisans, si enfin ils n'ont
pas osé entreprendre les expériences nécessaires,
il faut avouer que cela tient en grande partie à la
difficulté du sujet.

La première question qui se présente à l'idée
des hommes qui veulent connaître le pouvoir
qu'exercent sur nous les corps qui nous envi-
ronnent, roule naturellement sur le degré de
confiance qu'on peut accorder à leur activité.
L'existence de cette dernière n'est pas plutôt re-
connue que l'esprit humain est porté à rechercher quels sont ses effets. Mais l'un et l'autre de
ces corps reçoivent de toutes les causes environnantes, de nombreuses influences qui appor-
tent une infinité de variations dans leur action
réciproque. Le médecin n'ignore pas que la pro-
portion entre ces causes de variation n'est pas
la même pour le corps animal et le médicament
qui lui est appliqué, parce qu'indépendam-
ment des propriétés générales de la matière, des
mouvemens et des altérations qu'il emprunte des
causes environnantes, notre corps a plusieurs
facultés dépendantes de la propriété de structure
et du mouvement actif de nos organes. C'est aussi
à ce point que commence l'embarras et la difficulté des recherches médicinales ; car pour tirer
une conséquence exacte des observations, il

faudrait une parité incontestable dans les circous-
tances ; malheureusement elle n'existe pas , malgré que les médecins empyriques l'aient tant
cherchée. Au défaut de cette parité , on a voulu
sonder la nature et les élémens des choses, et cer-
tes, combien de difficultés n'avons-nous pas à
surmonter , je ne dis pas pour acquérir cette
connaissance sublime, mais pour lever une très-
petite partie du voile qui couvre les opérations
de la nature ? Pour pouvoir prononcer sur la véritable action d'un seul médicament, après avoir
été suffisamment instruit sur sa composition et
ses altérations, il faudrait encore avoir une notion exacte des fonctions de nos organes, non-
seulement en elles-mêmes , mais encore en tant
qu'elles sont subordonnées à toutes les causes in-
calculables qui agissent plus au moins sur elles.
Telle est l'influence des passions , des alimens ,
de l'atmosphère , et de tant d'autres causes qui
opèrent des changemens en nous , à tous les ins-
tans. Tous ces inconvéniens que nous devons nous
représenter dans toute leur force , pour entreprendre la recherche que nous voulons faire des
vérités naturelles , doivent-ils nous jeter dans le
désespoir , et nous empêcher de nous livrer à ce
travail, qui peut devenir aussi utile que pénible ?
Non , sans doute. Pourquoi ? C'est qu'il nous est
permis, par la force de notre esprit et l'assiduité

de nos travaux, de raisonner l'observation. Nous avons un fait sous les yeux, nous le voyons dans toutes ses variétés, nous remarquons les exceptions qu'il nous indique. La raison sage nous apprend à en former des conséquences, et, en même temps, nous console dans la faiblesse de nos vues, lorsque nous avons suivi, dans l'art de tirer ces mêmes conséquences, les lois de la plus scrupuleuse démonstration.

Dans l'étude des vertus des corps médicinaux, nous devons chercher à apprendre tout ce que nous pouvons, mais sans prétendre arriver jamais à des connaissances exactes. Ces substances agissent sur nos organes, en tant qu'ils sont sensibles; le changement qu'elles amènent n'est point un effet nécessaire qui peut être assuré *a priori*. C'est au contraire une détermination qu'elles ont provoquée, sollicitée, suscitée par leur impression. Si on réfléchit à la variété des modes de sensibilité d'un même organe, dans les divers individus et dans des circonstances physiologiques ou pathologiques différentes, on comprendra aisément combien il est difficile de déterminer au juste l'action à exercer. Cet inconvénient est d'autant plus fâcheux qu'il est réellement inévitable et qu'il tient à la nature de la chose. Le médecin dont le rôle pénible est de tenir d'une main tremblante le gouvernail d'une machine dont le jeu est si varié , si subordonné aux causes diverses, ne peut faire une étude très-approfondie des variétés que produisent les circonstances.

Ce défaut inévitable de précision augmente les difficultés de la classification, quand on veut la fonder sur les propriétés médicinales des médicamens. D'ailleurs, les nüances que présentent, par rapport à leurs vertus, les substances en apparence les plus analogues, font bientôt reconnaître l'impossibilité de former un groupe de moyens pharmaceutiques qui possèdent exactement les mêmes propriétés. Si on trouve l'indication de calmer des symptômes nerveux, on verra bientôt que tel médicament réussit de préférence à tel autre qui sera cependant placé à côté de lui dans les livres. Aussi ai-je dit qu'il ne faut pas se laisser diriger trop servilement par les classifications.

Pour éviter tous ces inconvéniens, les médecins ont souvent pris les qualités physiques ou chimiques pour base de leurs divisions. Ceux qui ont voulu s'attacher aux vertus médicinales, ont généralement marché dans le champ des hypothèses comme nous l'avons vu. Il serait temps aujourd'hui d'en sortir pour n'y plus rentrer. Examinons dans ce chapitre quelle est la marche qu'il faut prendre pour cela.

CHAPITRE IV.

Méthode à employer pour parvenir à connaître les propriétés médicinales des médicamens, et les faire servir de base à une classification régulière.

Après avoir établi que les propriétés médicinales des médicamens ne sont pas encore assez connues pour servir de base à une classification régulière, et avoir exposé les causes principales de cet état de la matière médicale, j'ai répondu complètement à la question proposée. Ma réponse se réduit donc à ces termes : « On ne peut pas, « d'après nos connaissances actuelles, établir une « classification régulière des médicamens fondée « sur leurs propriétés médicinales, parce que « ces dernières ne sont pas encore assez con- « nues. » *J'ajoute,* qu'elles ne le sont pas assez, parce qu'on les a mal étudiées, et qu'on ne pourra par conséquent parvenir à la classification de- mandée que lorsqu'on aura adopté un meilleur procédé pour faire cette étude.

Il importe d'exposer clairement, dans ce der- nier chapitre, une méthode que je crois capable de conduire à un plus heureux résultat, afin qu'on puisse l'apprécier, s'en servir si elle paraît plus avantageuse que les autres, et la rejeter si elle renferme autant de défauts.

1°. J'ai reconnu, au commencement de ce mémoire, l'utilité des classifications pratiques en général, quand on les considère sous leur véritable point de vue, c'est-à-dire comme un moyen de mettre de l'ordre et de la précision dans les applications pratiques de la science. Ce sont donc les seules que je peux proposer pour la matière médicale.

2°. Je n'ai presque pas besoin de dire que celui qui entreprendra cette classification doit être suffisamment instruit sur toutes les branches de la médecine, et même sur les sciences qu'on appelle accessoires.

3°. Il sera exempt de toute idée systématique en médecine, et il aura le soin de prendre pour de simples prénotions tout ce qu'on aura dit avant lui sur les vertus des médicamens.

4°. Il s'assurera d'avance des bonnes qualités physiques et chimiques des substances qu'il voudra expérimenter. Leur action ne peut être constante qu'autant que leur préparation est uniforme : c'est pour cela que les différentes Facultés de l'Europe, et en dernier lieu le Gouvernement Français, ont fait rédiger des dispensaires et des codex qui doivent servir de guide aux pharmaciens.

5°. Il portera une grande attention sur la dose; car si elle est trop forte, le médicament fait naître des désordres qui prennent un caractère pathologique, et qui n'ont rien de commun avec la médication de la substance employée.

6°. Il tiendra compte du degré de sensibilité de la partie sur laquelle le moyen pharmacologique exercera immédiatement son action, de l'état où se trouve actuellement le système gastrique dans lequel les substances médicinales sont ordinairement envoyées, du tempérament de l'individu, et des influences hygiéniques qui agissent continuellement sur lui.

7°. Chacun des médicamens dont il voudra connaître les propriétés médicinales, afin qu'elles puissent servir de base à sa classification, sera soumis à des expériences qu'il fera lui-même avec le plus grand soin. Il imitera ainsi un des chefs des empyriques, Héraclide de Tarente, qui fit faire des progrès à la matière médicale. Ce médecin écrivit, selon Galien (1), un ouvrage complet sur les substances de la matière médicale ; ne se fiant à aucune autorité, il ne parlait que de l'action de celles qu'il avait expérimentées lui-même.

―――――――――

(1) De Facult. simpl. medic., lib. VII, p. 68.

4*

8°. J'ai montré que les seuls essais pratiqués sur les malades ne sont pas un bon moyen de découvrir les vertus des agens de la thérapeutique; il faut donc chercher une méthode qui offre plus d'avantage. Puisque c'est l'action de la substance employée sur nos organes qu'il importe de déterminer, l'expérimentateur mettra en usage le procédé qui fera voir le plus sensiblement possible, les effets immédiats que suscite le moyen médicinal qu'il étudie, parce que ce sont ces derniers qui nous dévoilent cette action. L'état de maladie n'étant pas favorable à l'observation des effets immédiats physiologiques, d'après ce que nous avons dit, on aura recours à une autre disposition de l'organisme. Dans l'état de santé, rien ne cachera le pouvoir du médicament; on verra sa puissance instantanée et progressive; on variera la dose à volonté, sans qu'une indication contraire et mille épiphénomènes que présentent les désordres pathologiques, viennent s'y opposer. Les expériences seront multipliées dans toutes les dispositions où l'économie peut se rencontrer, en prenant les moyens pharmaceutiques un à un, dans leur état d'isolement et sous leurs diverses formes, pour les mettre successivement en rapport avec chacun des systèmes de l'économie. On cherchera à connaître la faculté qu'ils possèdent d'agir de telle ou telle manière, en observant bien les effets sensibles de leur action. L'agent médicinal ayant produit un changement dans l'état actuel du tissu sur lequel il exerce immédiatement son pouvoir, aussitôt il survient une variation dans le mouvement de l'organe auquel ce tissu appartient. La fonction que cet organe exécute se fait d'une manière différente, avec des modifications particulières; c'est à ces mutations sensibles qu'on s'attachera, pour juger de la propriété active du médicament, et, par la nature de ces mutations, on appréciera le caractère de l'impression ressentie par le tissu (1).

Ces expériences terminées, on tâchera de savoir si le résultat qu'on a déjà obtenu est confirmé par les succès de ces mêmes moyens dans des cas pathologiques déterminés. Pour cela, aidé par les principes d'une saine pathologie, on reconnaîtra bien l'indication, et on la remplira avec le moyen médicinal que les essais antérieurs auront appris posséder la propriété d'agir que cette indication réclame. On sera capable alors de juger si les avantages curatifs dérivent des effets immédiats que les expériences avaient

---

(1) On emploiera les animaux pour ces essais, ainsi que les galeux, dartreux et vénériens, dont les hôpitaux abondent, et dont le système gastrique est assez ordinairement sain.

rendus auparavant sensibles. Cette marche éta-
blit, entre ces diverses choses, une gradation qui
montre si elles sont liées ensemble; si elles pro-
cèdent les unes des autres ou si les résultats qu'on
remarque sont indépendans des causes auxquelles
on était porté à les attribuer.

L'expérimentateur aura encore à sa disposition,
dans la pratique journalière, un moyen secondaire pour apprécier l'action du remède qui a
déjà été soumis à ses essais. Il s'agira seulement
de comparer tous les cas où il a été utile et de
reconnaître ce qu'ils avaient de commun, afin de
déterminer le rapport sous lequel il a contribué
à la destruction du mal.

9°. L'action des médicamens étant connue autant qu'il l'a été possible, en les affrontant à l'organisme dans ses divers états, on groupera ceux
qui ont une action analogue et on reconnaîtra
autant de classes qu'on a fait de groupes. En
procédant de cette manière, les médicamens
fournissent eux-mêmes les caractères qui servent
à les rapprocher; la place qu'ils occupent annonce l'espèce d'impression qu'ils font sur les
organes, et elle indique le parti que le médecin
peut en retirer.

Chaque classe exige ensuite des subdivisions
qui favorisent l'exposition de l'histoire individuelle des substances qu'on décrit. Les méthodes

de l'histoire naturelle seront mises ici à contri-
bution : la distinction des trois règnes sera d'abord
adoptée de préférence, et puis on suivra, pour
chaque règne, les divisions qui sont admises aujourd'hui par les naturalistes et chimistes les plus
distingués.

Puisque je viens de montrer, dans ce Mémoire,
la nécessité d'une série de travaux, avant que les
propriétés médicinales des médicamens soient
bien connues, et qu'il soit possible d'établir une
bonne classification, je dois dire un mot d'une
division fondée sur ces mêmes propriétés, qui
se trouve dans un très-bon livre qui ne fait que
paraître (1).

Je suis d'accord avec l'auteur qu'on doit regarder comme loi, dans la matière médicale,
que tout arrangement systématique de ces agens
n'aura lieu qu'en consultant la nature de leur
force agissante. Je pense avec lui que la connaissance des changemens physiologiques que chacun
d'eux a le pouvoir de provoquer, formant le
fond essentiel de la science pharmacologique, ce
sont ces mutations qu'il faut considérer pour
établir une distribution méthodique des agens
médicinaux. En effet, une classification qui pré-

____

(1) Traité élémentaire de matière médicale, par M. Barbier, 1819.

sente au lecteur la masse des sujets de la pharmacologie, doit lui apprendre en même temps le
caractère de la propriété agissante de chacun
d'eux, et son pouvoir sur nos organes, afin que
l'art de guérir en puisse tirer parti.

Après d'aussi bons préceptes, on aurait dû
s'attendre que ce médecin aurait fait beaucoup
d'efforts pour découvrir, aussi bien que possible,
l'action des agens de la matière médicale. Mais
il a jugé à propos de ne pas employer les expériences. Ses observations cliniques et un grand
nombre de recherches dans les meilleurs livres
lui ont suffi. J'ai déjà dit que ces deux moyens
ne me contentaient pas.

Examinons à présent sa classification. Premièrement, il a adopté la mauvaise division des
Browniens dont j'ai parlé plus haut, en distin-
guant les médicamens, en ceux qui augmentent
les forces de la vie et ceux qui les affaiblissent.
Il n'est pas possible que l'action de ces agens
porte directement sur les forces de la vie, parce
que rien ne les atteint sans avoir agi d'avance,
d'une manière quelconque, sur les organes.
D'ailleurs le pouvoir des moyens médicinaux
sur les forces de la vie n'est que relatif à la
manière dont les organes répondent à l'impression qu'ils ont sentie. Ainsi un tonique envoyé
dans un estomac irrité diminuera le plus sou-

vent les forces, au lieu de les augmenter, parce qu'il ajoutera à l'irritation de l'organe qui était déjà la cause de la faiblesse générale. Combien de personnes ne voit-on pas tous les jours devenir de plus en plus faibles et dépérir en prenant du quinquina ?

Il me semble qu'il aurait mieux fait de distinguer les médicamens, en ceux qui augmentent l'action organique et ceux qui la diminuent. Ici il n'y a rien de relatif, un agent excitant augmentera l'action organique dans tous les cas, c'est-à-dire qu'il irritera toujours l'organe. En procédant ainsi, les trois classes des purgatifs émétiques et laxatifs de notre auteur seraient rapportées à la première division, et il aurait été dispensé d'admettre une troisième grande division de médicamens qui agissent spécialement sur l'appareil digestif. Il me paraît encore que celle des diffusibles n'indique point le pouvoir de ces moyens sur nos organes et les changemens physiologiques qu'ils développent, conditions de rigueur pour établir une classe en matière médicale. J'aimerais mieux faire précéder le mot diffusible du mot excitant, ce qui fournirait une des sous-divisions de la première classe et non une classe à part.

Je ne pousserai pas plus loin l'examen d'un ouvrage qui renferme d'ailleurs tant de bonnes choses. J'en ai parlé, premièrement, pour montrer que malgré que ce soit le meilleur et le plus récent que nous ayons sur la pharmacologie, il laisse encore beaucoup à désirer ; en second lieu, pour faire la comparaison du mode de classification que j'y trouve avec celui qu'avant la publication de ce livre j'étais déjà dans l'intention de proposer dans ce Mémoire.

FIN.